Escallier.

POURQUOI

JE FAIS

DE L'HOMŒOPATHIE;

EXPLICATION

ADRESSÉE A MES CONFRÈRES ET A MES CLIENTS.

PAR LE DOCTEUR **ESCALLIER**,

Ancien interne et lauréat des hôpitaux (médaille d'argent),
Lauréat de la Faculté de Médecine (1er prix de l'École pratique),
Médecin du bureau de bienfaisance du 7e arrondissement.

PARIS,

CHEZ L'AUTEUR, RUE ST-MARTIN, 138.

1850

POURQUOI
JE FAIS
DE L'HOMŒOPATHIE.

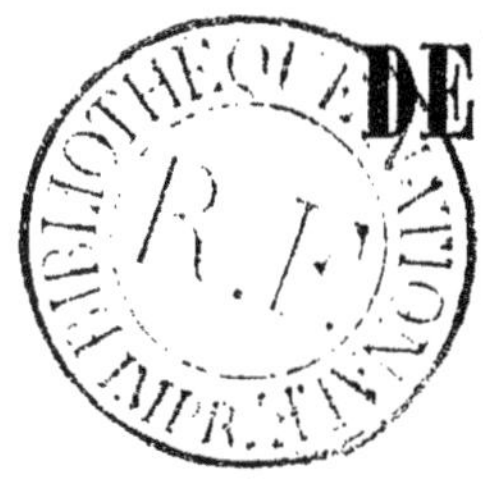

En commençant, je supplie mes confrères qui voudront bien lire ce petit travail, simple exposé de faits observés avec conscience par un jeune médecin désireux de connaître la vérité; je les supplie, dans l'intérêt de la science et de l'humanité, d'apporter dans leur examen l'impartialité qui distingue tout homme sérieux appelé à juger une question scientifique. Quant aux personnes étrangères à l'art médical et qui sont défavorablement prévenues contre l'homœopathie, je ne leur demande qu'une lecture attentive. Comptant sur cette impartialité, sur cette attention, je puis espérer de faire passer dans l'esprit des uns et des autres la conviction qui m'anime.

J'ai embrassé la carrière médicale, bien pénétré de ce principe que j'étais décidé à prendre pour base de toute ma conduite : *Le médecin ne doit avoir qu'une pensée, qu'un but, celui de guérir ses malades le plus complétement et le plus promptement possible.* Or, je savais que le domaine de la thérapeutique des maladies était envahi par un certain nombre de systèmes plus ou moins exclusifs et plus ou moins opposés; je crus donc que mon premier devoir était de m'initier à tout, d'examiner tout, de ne rien dérober à mon observation, persuadé que nulle doctrine ne peut exister longtemps si elle ne renferme quelques rayons de cette vérité dont la connaissance entière pourra seule constituer la science et donner à l'art des principes véritablement solides. Dans ce but je me suis attaché, comme élève externe et interne dans les hôpitaux, à étudier dans les livres et dans l'application les doctrines des maîtres de l'art; j'ai cher-

1850

ché à reconnaître les avantages et les inconvéniens attachés aux méthodes exclusives que j'avais sous les yeux, j'ai pu pendant les quatre années de mon internat, ayant à visiter soixante à cent malades deux fois par jour, m'assurer des véritables résultats de la thérapeutique de mes chefs, et je me suis lancé dans la pratique avec une doctrine qui n'était pas celle de tel ou tel maître, mais un résumé de ce qui m'avait paru bon à prendre dans chacunes d'elles. Eh bien! malgré cette étude consciencieuse des meilleurs moyens de traitement mis en usage par les médecins les plus distingués, je me voyais obligé *avec eux* de rester spectateur immobile d'un grand nombre d'affections, n'ayant à notre service que des palliatifs souvent incertains et souvent douloureux.

Fallait-il donc rester immobile et comme enchaîné dans les procédés d'un art aussi incomplet? Fallait-il admettre que la vérité se trouve nécessairement dans la science officiellement enseignée et qu'il est interdit de la chercher ailleurs? Je ne l'ai pas voulu; j'ai cru qu'il était de mon devoir, en face de l'impuissance trop souvent constatée de nos moyens thérapeutiques, en face de remarquables guérisons qui paraissaient dues à l'emploi de moyens différens, j'ai cru, dis-je, qu'il était de mon devoir de m'initier à la connaissance des procédés nouveaux, lors même que ces procédés auraient subi une condamnation officielle, condamnation que les corps savans sont trop souvent portés à infliger aux doctrines nouvelles. C'est par suite d'une telle disposition d'esprit, c'est à l'occasion de faits observés, de guérisons bien constatées, que j'ai dû me livrer à l'étude de l'homœopathie.

Est-il possible de supposer qu'une doctrine aussi universellement connue que l'est aujourd'hui l'homœopatie, une doctrine qui a enfanté des centaines de volumes très sérieusement écrits et qui dénoncent un immense travail; qui possède maintenant des cours publics et des hôpitaux à Vienne, où elle est professée dans une chaire de la Faculté de médecine, à Darmstadt, à Leipzig, à Berlin et dans plusieurs autres grandes villes de l'Allemagne; qui est en grand honneur en Russie, où les ukases de l'empereur la protégent partout; qui occupe le décanat de la faculté de Barcelone; qui était représentée naguère à la Faculté de Montpellier par le professeur d'Amador, récemment enlevé à la science; qui l'est actuellement dans le corps médical des hôpitaux de Paris par le savant docteur Tessier, médecin de l'hôpital Sainte-Marguerite, dans l'Académie de médecine de Bruxelles par plusieurs membres distingués, entre autres le docteur Varlez et le docteur François, ce dernier professeur à l'Université de Louvain ; est-il possible, dis-je, de supposer que cette doctrine n'est qu'un tissu d'erreurs, qu'elle n'a de fondement que dans l'imagination des uns et dans la mauvaise foi des autres ? Non, *à priori*, cela ne peut être; *à priori* il doit y avoir dans ce système au moins quelques vérités ; s'il n'était qu'un échafaudage d'erreurs, il serait tombé depuis longtemps. Cependant, je dois l'avouer, il n'y a pas huit mois, avant de connaître les faits que je vais rapporter, j'étais resté, comme le sont mes confrères, complétement étranger à la connaissance de la nouvelle méthode; il a fallu que les faits vinssent en quelque sorte me saisir directement et m'éclairer par leur évidence pour que je me sois décidé à l'examiner sérieusement.

Voici la série de ces faits : Au mois de janvier 1850, la petite fille de M. Breton, tablettier, habitant la même maison que moi, était atteinte depuis trois mois d'une diarrhée entièrement muqueuse et d'une extrême fétidité qui ne cédait à aucun des moyens très rationnels prescrits par son médecin, moyens que j'avais pu apprécier étant appelé quelquefois en son absence et avec son autorisation; la petite malade était dans un état d'épuisement qui faisait prévoir une fin prochaine, et le médecin avait dit à sa dernière visite qu'il ne voyait rien de mieux à faire que de donner une goutte de laudanum de temps en temps; la mère effrayée de cette prescription fit appeler M. le docteur Bordet, médecin homœopathe, dont elle avait entendu raconter des cures fort remarquables; celui-ci prescrivit un médicament chaque jour, pendant trois jours ; dès le premier, il y eut un peu de diminution dans les accidens, le troisième jour ils avaient complétement cessé et l'enfant recouvra promptement la santé et la force. — A peu près dans le même temps je donnais des soins, dans ma maison également, à l'enfant Aubert, jeune garçon de 7 ans, atteint depuis plusieurs années d'une affection de poitrine déclarée incurable par plusieurs médecins et dont les symptômes redoublaient par momens; un redoublement s'était manifesté depuis plusieurs jours à l'occasion d'une suette milliaire ; l'éruption était guérie; mais la toux était d'une violence extrême et n'accordait à ce pauvre malade aucun instant de repos; il n'avait pas clos l'œil depuis plus de quinze jours; j'avais constaté l'existence d'un roncus sous-crépitant dans toute la poitrine avec souffle à la partie supérieure surtout du côté gauche; en vain j'eus recours aux calmans de toute espèce, aux préparations d'opium, de belladone, de laurier-cerise, rien n'y faisait; j'en vins à un loch simple, et comme le malade s'épuisait de douleur et de consomption, la pauvre mère eut recours au même docteur Bordet qui avait sauvé mademoiselle Breton; dès la nuit qui suivit la prise du premier médicament, l'enfant dormit *huit heures de suite;* les jours suivans la toux diminua progressivement, et appelé par la mère, je pus constater avec l'oreille la diminution progressive des symptômes locaux en même temps que l'amélioration de l'état général; depuis lors, sauf une rechute qui malheureusement ne sera peut-être pas la dernière, car la constitution de l'enfant est loin d'être bonne, sa santé n'a pas cessé de devenir meilleure. Dès ce moment mon parti fut pris; il était évident pour moi que l'homœopathie renfermait quelque vérité, peut-être beaucoup de vérité; je me mis à sa recherche. Et ici je dois avant tout remercier publiquement M. le docteur Bordet, qui m'a infiniment facilité ma tâche en m'initiant avec une complaisance de tous les instans aux principes de son art, en m'indiquant les livres à étudier, en m'aidant de ses conseils, en me permettant enfin d'assister à quelques-unes de ses consultations, où je pus m'assurer par un grand nombre de faits de l'efficacité des moyens employés par lui pour la guérison des maladies. Parmi ces faits j'en citerai deux, d'autant plus remarquables qu'ils se rapportent à des personnes qui avaient déjà reçu les soins des grands chirurgiens de la capitale.

KÉRATITE CHRONIQUE DOUBLE, AVEC CONICITÉ DES CORNÉES; STAPHYLÔME, TAIE ET ULCÉRATION, AVEC PERTE DE LA VUE DU CÔTÉ GAUCHE. —Madame Meuret, demeurant rue Neuve-des-Petits Champs, 87, bien constituée, vient chez M. Bordet, porteur de deux consultations, l'une de M. le professeur Velpeau, l'autre de M. le docteur Sichel, qui la déclarent affectée de la lésion complexe que je viens de formuler, et qui prescrivent collyre, purgatifs, vésicatoires, frictions mercurielles.

Elle porte cette lésion depuis au moins douze ans ; à cette époque, ayant fermé l'œil droit, elle s'aperçut, pour la première fois, qu'elle ne pouvait rien distinguer de l'œil gauche ; depuis lors, sa vue s'est progressivement affaiblie, et depuis trois semaines elle est dans l'état suivant : globes oculaires saillans ; cornées coniques des deux côtés ; la cornée droite est transparente, mais celle du côté gauche offre à son centre une saillie irrégulièrement opaque, laiteuse, bossuée et légèrement dépolie. Pas de rougeur vasculaire, un peu de larmoiement, très marqué surtout le soir à la lumière artificielle, avec cuisson légère. De l'œil gauche la malade *peut à peine distinguer le jour de l'ombre ; elle n'a pas vu ses doigts depuis douze ans.* Si elle regarde de cet œil une lumière, elle voit un point noir entouré d'un cercle lumineux rouge. De l'œil droit elle ne distingue les objets que de très près, et une bougie lui présente six flammes, de sorte que la rue, le soir, lui paraît une vaste illumination. Toute sa vie sujette aux maux de tête, elle éprouve de temps en temps des élancemens vifs dans les orbites. Sommeil agité, avec visions anxieuses ; réveils en sursaut et avec battemens de cœur. Sujette au coryza avec éternuement et flux nasal ; fonctions du tube digestif normales. (20 février 1850, *hépar sulfuris calcareum* 10e *dil.*, une dose à prendre quatre heures après le dernier repas.)

Le 23, amélioration légère (seconde dose de *hepar*). Le 27, diminution notable de la conicité et de l'opacité des cornées ; élancemens vers le tiers interne de l'orbite. (*Bellad.* 5e *dil.* 1 goutte à prendre en deux jours.) Le 4 mars, larmoiement bien diminué ; elle a pu enfiler une aiguille aujourd'hui et distinguer une glace sur sa cheminée ; le moral est meilleur, quoique M. Velpeau, auquel elle est allée faire part de l'amélioration qu'elle éprouve, *lui ait déclaré nettement que sa maladie était incurable.* (*Calcarea carb.*, 10e *dil.* Une dose à prendre en trois jours.) — Le 8, plus de chaleur, de cuisson ni de larmoiement ; elle *peut lire de l'œil droit qui est moins conique* ; elle voit d'un peu plus loin et aperçoit moins de lumières le soir ; de l'œil gauche elle voit, mais sans pouvoir les nommer, les lettres du titre du journal l'*Union Médicale, ce qu'elle ne pouvait faire depuis plusieurs années* ; la conicité de la cornée gauche est diminuée, la taie beaucoup moins épaisse constitue plutôt un brouillard qu'une opacité (*Calcar. carb.* 10° *dil.*, 1 goutte en trois jours). Le 12, la malade *peut lire de l'œil gauche sur la couverture d'un livre pris au hasard, Médecine homœopathique do-*

mestique par le docteur Héring, tandis que quatre jours auparavant elle n'avait pu que distinguer, sans les lire, les lettres beaucoup plus grosses du titre du journal l'Union Médicale (le traitement n'a duré encore que trois semaines); depuis deux jours, coryza fluent avec larmoiement. (Bellad. 5e.) Le 14, plus de coryza ; on ne voit presque plus la tache de la cornée ; yeux moins fixes, moins largement ouverts, plus mobiles. De l'œil droit, elle ne voit plusieurs lumières qu'à une assez longue distance ; elle commence à distinguer également à distance la forme et la couleur des objets. Depuis quelques jours, photophobie plus marquée avec bouffées de chaleur à la face (Lycopod. 10e dil. g. 1). Le 26, à cause de la photophobie et de la chaleur dans l'orbite, *Ars. alb.*, 30e 2 glob. Le 2 avril, les objets paraissent parfaitement nets et éclairés ; et la flamme des bougies n'est encore un peu multiple que de loin (Hep. sulf. 10e). Le 6, photophobie tellement diminuée que la malade peut regarder de près une bougie sans larmoiement ; la vue de l'œil gauche est si bien revenue qu'elle a pu, *fermant l'œil droit*, venir du boulevard des Italiens chez M. Bordet, rue Sainte-Anne. Du 10 au 25, deux doses de *Staphysag.* 5e pour combattre des élancemens dans les yeux, et à cause de furfures de cuir chevelu. Le 25, plus d'élancemens ; la malade dit qu'elle pourrait travailler et lire, mais qu'elle ne le fait pas, de peur de se fatiguer. Conicité des cornées très notablement abaissée. Le 30, le nuage de la cornée n'est plus qu'un nubécule ; il n'y a plus de flammes multiples en regardant une bougie, mais elle voit des boules noires qui dansent (Calcar. 10e). Du reste, Madame Meuret peut faire ses affaires, ses courses, lire et écrire. Jusqu'à ce moment (1er juillet), le traitement continue ; la vue devient tous les jours meilleures ; les boules noires devant les yeux ne sont plus que de simples taches.

Je pense que cette observation est assez remarquable pour n'avoir pas besoin de commentaires, et je passe à la seconde.

Vaste plaie de la face externe de la cuisse droite, suite de brulure par sirop. — M. Shmeltz, âgé de 35 ans, clarifieur à la raffinerie de M. Quesnel, rue de Flandres, 95, à la Villette, ayant voulu ouvrir le robinet d'une bassine remplie de sirop bouillant, au moment où ce sirop montait par dessus la bassine, son pied glissa, il tomba dans le sirop et se fit une brûlure intéressant toute l'épaisseur du derme à la partie externe du membre inférieur droit, depuis le pied jusqu'à la hanche. C'était le 21 décembre 1849. Pansé d'abord avec le coton cardé, il fut transporté à l'hôpital Saint-Louis, dans le service de M. Nélaton, où le coton fut remplacé par un linge enduit de cérat : ce mode de pansement fut continué jusqu'au 4 avril 1850, jour où M. Bordet le vit pour la première fois.

Il se trouvait alors dans l'état suivant : sur le milieu de la face externe de la cuisse droite, plaie d'un aspect rouge violacé, offrant douze centimètres de longueur sur cinq et demi de largeur à son centre, couverte de bourgeons saillans comme un gros bourrelet au centre ; sur la cicatrice violette qui l'entoure, douze plaies rondes, saillantes comme des tubercules ulcérés, et trois autres sur la cicatrice de la jambe : ces plaies sont le siége de violentes douleurs, que le malade compare à des coups de couteaux, de pistolet. Avec les symptômes locaux il y a fièvre intense, forte chaleur, soif vive, absence de sommeil, amaigrissement, pâleur, tristesse. (*Phosphor*, 10 g[t] 1 ; pour pansement, taffetas ciré simplement.)

Le 10 (5 jours après), le malade est gai et très satisfait ; il n'a plus de fièvre et il ne souffre plus du tout ; les élancemens ont disparu presque dès le premier jour qu'il a pris le médicament ; et, depuis, il dort toutes les nuits sans s'éveiller. *Des douze petites plaies rondes de la cuisse, sept sont entièrement cicatrisées*, il n'en reste qu'une seule à sa jambe, et les autres sont très rétrécies ; la grande plaie a diminué d'un centimètre et demi en hauteur, et d'un centimètre en largeur ; son aspect est d'un rose franc, les bourgeons charnus sont affaissés. (2e *dose de Phosphor*, 10 *dil.*) Le 16, la grande plaie n'a plus que huit centimètres de hauteur sur quatre de largeur à son centre ; la petite plaie de la jambe est guérie, ainsi que trois à la cuisse. (*Delph. staphys.* 5e *dil.*, trois doses, une de deux en deux jours.) Le 25, la plaie n'a plus que six centimètres de longueur, sa surface est vermeille et n'est plus élevée au-dessus de la peau. Le malade marche comme avant l'accident. (*Delph. staphys.*, 5e *dil.*, deux doses à prendre, chacune à cinq jours d'intervalle.) Le 4 mai, cicatrisation complète de la plaie, santé générale excellente.

Qu'on se représente l'état local et général du malade le 4 avril ; quel changement en six jours sous tous les rapports ! On ne dira pas que le pansement a été pour quelque chose dans la guérison, car il a consisté dans une simple application de taffetas ciré ; mais c'est bien l'action directe, homœopathique du Phosphore, qui a modifié l'aspect de la plaie, calmé les douleurs qu'elle causait, fait disparaître la fièvre et ramené la santé.

C'est après avoir vu de pareils faits et m'être initié en même temps par la lecture d'Hahnemann et d'autres savans, ses successeurs, à la connaissance de l'homœopathie, que je me suis décidé à faire participer mes cliens aux bienfaits de cette méthode; je l'ai employée déjà bien souvent; je ne dis pas que je l'ai toujours fait avec succès; je ne dis pas que la guérison a toujours été plus promptement obtenue que par les moyens de l'allopathie; mais je déclare en toute conscience que les maladies qui m'ont résisté sont également réfractaires aux moyens ordinaires, et que, dans le plus grand nombre des cas, les résultats du traitement homœopathique ont été les suivans : 1° *Guérison d'une manière plus rapide et plus sûre des affections que la médecine ordinaire guérit tous les jours;* 2° *guérison, souvent très prompte, d'affections qui résistaient depuis longtemps aux traitemens allopathiques les plus variés.* On en pourra juger en lisant les observations suivantes que je soumets au jugement de mes cliens et de mes confrères comme justification de ma conduite actuelle et future (1).

MAL DE GORGE AVEC INFLAMMATION DES AMYGDALES. — Appelé le 25 mai 1850 auprès de M. Bally, garçon de magasin, rue Michel-Lecomte, 12, je le trouve au lit, atteint de mal de gorge et de fièvre, datant de la veille au soir. Il s'était couché avec le frisson; aujourd'hui, il est en proie à une fièvre ardente; pouls à 110, dur, fréquent, chaleur et sueur générales, soif très vive, face rouge, tête chaude, lourde, somnolence et rêvasseries. La gorge est le siége d'une sensation de constriction et d'une douleur d'excoriation en avalant; il y a besoin de déglutition très fréquent; on aperçoit le pharynx d'un rouge vif, ainsi que les amygdales, dont la droite surtout est notablement gonflée. La voix est peu altérée. *Il est midi*, je prescris : *Bell.*, 10 g[t] 1, dans 120 gr. d'eau, une cuillerée toutes les heures.

A cinq heures du soir, la fièvre est tombée, la gorge n'est plus douloureuse; la nuit, bon sommeil sans agitation; le lendemain matin, le malade se lève, ne souffrant plus de la gorge, qui est à peine un peu rosée.

Qu'aurait fait un médecin ordinaire en présence d'un mal

---

(1) Je demande pardon à mes confrères si dans les réflexions qui accompagnent les observations je viens critiquer leur thérapeutique; mais la comparant à la mienne je dois chercher à démontrer pourquoi celle-ci me paraît préférable : je pense du reste l'avoir fait avec toute la convenance possible.

de gorge accompagné d'un appareil fébrile aussi intense? Ou bien il eût appliqué des sangsues, ou bien, et c'est ce que j'eusse fait autrefois, il eût prescrit un vomitif ou un éméto-cathartique, accompagné de gargarismes, bains de pieds, sinapismes, etc., et personne ne niera que la maladie aurait duré au moins deux jours et souvent davantage Eh bien! elle a fini en 12 heures, et le malade n'a pas eu à supporter la fatigue des évacuations, la douleur des révulsifs sinapisés, la perte d'un sang précieux.

Je possède un grand nombre d'exemples de cas analogues que je ne puis tous citer; parmi eux, je me contenterai d'indiquer le suivant :

MÊME MALADIE AVEC UNE FORME DIFFÉRENTE. — Madame B..., demeurant rue Joubert, âgée de 40 ans, très nerveuse, très sujette aux irritations bronchiques, a eu, il y a un mois, ses règles supprimées à l'occasion d'une vive contrariété, et, depuis hier, elle éprouve mal à la gorge. Aujourd'hui, 28 juin 1850, sa voix est presque entièrement éteinte ; elle avale la tisane avec beaucoup de difficulté; elle éprouve dans la gorge une sensation de resserrement et de tumeur en avalant, mais pas de douleur aiguë, si ce n'est dans l'oreille droite par instant ; elle ressent à chaque instant le besoin d'avaler; on aperçoit le fond de la gorge rouge ainsi que les amygdales qui sont notablement gonflées. Langue blanche, bouche amère, soif assez vive, inappétence; pouls petit à 90; cette nuit elle n'a pu dormir et a éprouvé une grande chaleur : (*Bell.*, 15e *dil.*, g[t] 1, dans 125 gr. d'eau, une cuillerée toutes les heures, avec attention de cesser aussitôt qu'elle éprouvera de l'amélioration). — *Il était* 1 *heure*. La première cuillerée cause de la toux avec nausées et vomissemens de quelques glaires; *la seconde, puis la troisième cuillerée sont suivies d'une telle amélioration qu'elle n'en continue pas l'emploi*; l'amélioration marche ; le soir, la voix est plus claire, elle peut manger un potage sans difficulté, bon sommeil la nuit; le lendemain matin elle s'éveille, n'éprouvant absolument rien, avec la parole claire, bon appétit, et tout étonnée d'une pareille guérison. Le soir, les règles viennent, mais elles ne font que paraître.

Ne pourrait-on pas comparer ce fait à une véritable fantasmagorie? Ici, les moyens ordinaires étaient d'autant moins applicables, qu'il s'agissait d'une malade extrêmement nerveuse, faible et délicate, que les sangsues (et elle en a fait abus) abattent pour plusieurs jours, et que toute espèce de médicamens fatigue au point qu'elle répugne à leur emploi ; aussi, avait-elle eu beaucoup de peine à se décider à prendre celui que je lui avais prescrit, et a-t-elle eu soin de cesser aussitôt qu'elle a senti un commencement d'amélioration. Je rappellerai ici l'aggravation momentanée à la suite de la première cuillerée ; on remarque presque toujours cette aggravation chez les sujets fort impressionnables.

Bronchite aigue, toux nocturne avec vomissement des alimens. — L'enfant Mangin, âgé de 2 ans et demi, demeurant rue des Quatre-Fils, 17, d'une constitution lymphatique, est affecté d'un rhume violent depuis trois mois environ : ses parens, qui appartiennent au bureau de bienfaisance, ont eu la négligence d'attendre aussi longtemps sans chercher à arrêter cette toux opiniâtre. Elle vient par quintes ; ces quintes sont très fréquentes, mais elles augmentent surtout la nuit en fréquence et en intensité, souvent alors aussi elles s'accompagnent de vomissemens ; dans le jour, et surtout au grand air, elles diminuent. Je constate un râle muqueux, abondant, dans toute la hauteur des deux poumons ; et, en même temps, face pâle, yeux rouges, larmoyans, nez rempli de mucosités qui s'écoulent continuellement et dont quelques-unes se concrètent et forment des croûtes ; pouls fréquent avec chaleur à la peau, glandes au-dessous de la mâchoire. La nuit, la fièvre est très forte, la figure animée, il y a de l'agitation et de l'insomnie (25 mars, *Pulsatilla*, 5e *dil.* gt 1, dans 150 gr. d'eau, par cuillerées à bouche toutes les trois heures le jour et toutes les heures la nuit.)

Dès la première nuit, la fièvre est diminuée, le petit malade dort un peu, les quintes sont moins fréquentes et moins fortes, elles ne provoquent des vomissemens que trois fois au lieu de dix à douze ; la seconde nuit, un seul vomissement ; la troisième, quelques glaires seulement ; le 30 avril, je le trouve avec une physionomie toute différente, moins pâle, moins bouffie ; les paupières ne sont presque plus rouges, les yeux et le nez sont à peu près secs, il n'y a pas de fièvre ; la toux ne consiste plus qu'en très légères quintes avec expectoration muqueuse ; le sommeil est bon, l'enfant joue et rit, demande à manger ; une seconde dose de *pulsatilla* ce jour-là et une de *sulphur* 15e *dil.* le 7 mai, achèvent de dissiper la toux : l'enfant continue l'emploi de ce dernier médicament pendant quinze jours pour modifier sa constitution éminemment lymphatique, et, à la fin du mois, il jouit d'une parfaite santé.

Bronchite aigue, toux avec crachement de sang et vomisse-

MENT. — Au moment où l'enfant dont je viens de raconter l'histoire était à peu près guéri, son père fut pris à son tour d'un rhume intense, mais qui offrait des caractères bien différens. Ici, plus de toux la nuit; cet homme dort au contraire fort bien ; mais, pendant le jour, surtout le matin, et après chaque repas, il est pris de quintes extrêmement violentes et prolongées pendant lesquelles sa figure devient d'un rouge violacé, et il paraît près de suffoquer; à la fin de ces quintes, il rend, le matin, des eaux d'un goût amer, et, après le repas, ses alimens, quelquefois aussi des caillots de sang. Appétit diminué, soif vive, pouls fréquent, chaleur à la peau. (28 mai, *bryon.*, 5 *dil.* goutte 1 dans 125 gr. d'eau, à prendre une cuillerée à bouche le matin et une demi-heure après chaque repas.

Dès le lendemain, amélioration notable, diminution des quintes et cessation des vomissemens; le 4 juin, il ne tousse plus qu'une ou deux fois par jour par très petites quintes, et seulement le matin. Une seconde dose de *Bryon.* est prescrite par précaution, et ce qui reste de toux s'éteint très promptement.

Certainement la médecine ordinaire n'eût pas été impuissante en présence des affections bronchiques dont je viens de présenter les observations ; mais à quel prix ? A l'enfant on eût appliqué un vésicatoire volant, puis probablement un vésicatoire au bras; au père on eût peut-être fait une saignée, puis on lui eût appliqué un large vésicatoire volant; on les eût fait vomir tous deux, purgé tous deux, on eût administré des calmans; ces moyens auraient amené la guérison, mais eût-elle été aussi rapide? Et puis quelle convalescence! Le père de l'enfant est sonneur de sa paroisse, il n'a pas un seul jour cessé de travailler, eût-il pu le faire avec le traitement dont j'ai parlé? non seulement il eût été obligé de se reposer pendant la durée de ce traitement, mais encore plusieurs jours après, afin de réparer la fatigue résultant à la fois de la maladie et des moyens employés pour la guérir. Du reste, les mêmes réflexions peuvent s'appliquer au traitement comparé de toutes les maladies aiguës par la méthode ordinaire et par l'homœopathie.

VOMISSEMENS CHEZ UNE FEMME ENCEINTE. — Madame D..... âgée de vingt ans environ, mariée à un négociant, rue Saint-Martin, d'une constitution très délicate, est enceinte pour la première fois depuis six semaines; voici huit jours environ qu'elle est en proie à des maux de cœur et à des vomissemens continuels, huit à dix par jour; ces symptômes se montrent surtout le matin et dans le jour, pour peu qu'elle mange et pour peu qu'elle marche; aussi, ne pouvant conserver aucun aliment, elle est pâle, amaigrie, horriblement fatiguée, obligée de rester continuellement couchée, position qui convient à sa faiblesse et qui seule diminue les accidens. Elle n'éprouve, du reste, aucune autre souffrance. *Nux v.* 30e*dil.*, g^t 1, prescrite le 11 juin, paraît aggraver les accidens au lieu de les diminuer. — Je la remplace par *veratr. alb.* 15e *dil.*, g^t 1, le 13 juin, en 6 paquets avec *sacch. lactis*, à prendre le matin et après chaque repas. *Dès la première prise les accidens sont calmés;* alors la malade peut manger, sortir, faire toutes ses affaires, mais à condition de continuer l'emploi du médicament; aussitôt qu'elle veut cesser, les vomissemens reparaissent. Le 12 juillet, elle part pour la campagne avec le teint parfaitement frais et jouissant d'une très bonne santé.

Il est bien certain que des accidens aussi intenses que ceux dont j'ai fait le tableau offraient une gravité notable; qu'en continuant longtemps ils pouvaient porter une grave atteinte à la santé du fœtus et de la mère et mettre même leur vie sérieusement en danger : mais il n'est pas moins certain que la médecine ordinaire est presque toujours impuissante en pareil cas; ici donc l'homœopathie a rendu un immense service; en conservant à la mère les fonctions de nutrition intactes, elle a permis au petit être qu'elle portait dans son sein de se développer librement, complétement, et peut-être l'a-t-elle mis à l'abri d'une mort prématurée, ou au moins d'une santé débile qui eût empoisonné son existence.

FAUSSE-COUCHE. — Madame Plummer, âgée de 30 ans, ouvrière en chapeaux de paille, demeurant rue Quincampoix, 81, d'une constitution très nerveuse, enceinte de sept mois, éprouve depuis la veille au soir des douleurs très violentes qui lui font craindre un accouchement prochain; ces douleurs partent des reins pour aboutir aux organes génitaux, qui semblent s'ouvrir; à chaque instant elle éprouve des envies d'uriner, pendant lesquelles les douleurs augmentent, depuis quelques heures il s'écoule un peu de sang. Le toucher ne me montre pas une dilatation manifeste du col utérin.

Je prescris, le 4 juin, à midi, *chamomilla* 5e *dil.* 1 goutte dans 150 gr. d'eau, à prendre par cuillerées à bouche toutes les demi-heures. *Dès la quatrième cuillerée*, les douleurs ont notablement diminué, le soir elles n'existent un peu que pendant l'émission des urines, mais cette émission est beaucoup moins fréquente ; *la nuit suivante, la malade dort assez bien, et ce qui restait des symptômes avait complétement disparu le lendemain.* Cette femme très nerveuse eut ensuite pendant plusieurs jours des accidens névralgiques variés du côté de la tête et au ventre, comme elle a l'habitude d'en éprouver dans le cours de ses grossesses ; je parvins à les calmer avec *nux*, *chamomilla*, *cocculus*, et je l'accouchai heureusement au mois de juillet.

L'opium à haute dose, 15 à 20 gouttes de laudanum administrées en lavemens répétés deux ou trois fois à deux ou trois heures d'intervalle, auraient pu peut-être arrêter le travail prématuré qui s'opérait chez cette malade; mais à supposer que le résultat des deux modes de traitement soit le même, croit-on qu'ils puissent être comparés sous le rappport des inconvéniens de leur emploi? Est-ce qu'il est indifférent de saturer l'organisme d'une aussi grande quantité d'opium, et surtout l'organisme d'une femme enceinte, presque toujours très nerveuse, comme celle dont il s'agit dans l'observation? Et cet enfant qui ressent si vivement la moindre modification opérée dans le sein de sa mère, ne souffrira-t-il pas de cette intoxication momentanée? Avec le remède homœopathique, j'ai obtenu un effet sûr, prompt et exempt de toute espèce d'inconvénient.

Herpès zona. — Mademoiselle L..... âgée de six ans, demeurant rue Saint-Denis, porte depuis quatre jours sur la peau de la région lombaire et de la cuisse du côté gauche, des plaques rouges de la dimention d'un centime, couvertes de vésicules du volume d'un petit pois ou d'une grosse tête d'épingle; ces plaques sont le siége d'une sensation de brûlure qui la gêne pour marcher dans le jour, mais qui augmente surtout la nuit, diminue et agite beaucoup le sommeil. Il y a un peu de malaise général avec diminution de l'appétit. — Une potion de 125 gr. contenant *Rhus toxic.* 5e dil. 1 gtt., est administrée par cuillerée à bouche toutes les deux heures à partir du soir. Dans la nuit où elle prend le médicament, l'agitation du sommeil paraît augmentée (aggravation médicamenteuse momentanée), mais à partir *du lendemain matin* (6 juillet 1850) la douleur et la rougeur diminuent notablement, l'appétit revient, la marche est facile et *le sommeil très bon dès la nuit suivante.* Quant aux vésicules, elles traversent leurs phases ordinaires et durent encore dix à douze jours.

Il s'agit ici d'un fait en apparence peu important ; mais il l'est beaucoup cependant pour le médecin, car nous savons tous que rien n'est plus vif et surtout plus opiniâtre que les douleurs nocturnes qui accompagnent le zona, que presque toujours ces douleurs résistent à l'emploi des calmans et qu'elles survivent souvent à l'éruption pendant plusieurs jours. N'est-ce donc pas un véritable bienfait que de posséder un moyen doux et assez puissant pour enlever d'une manière prompte et sans retour des douleurs aussi persistantes et les altérations de la santé qui peuvent être les conséquences de leur intensité et de la privation du sommeil. Le bienfait de la médication sous ce rapport doit être d'autant plus vivement senti dans l'observation actuelle, qu'il s'agit d'une enfant, et d'une enfant dont la santé est fort délicate.

COUP DE SOLEIL. — Madame Ph... G...., âgée de vingt-six ans environ, demeurant rue de l'Ancienne-Comédie, vint me trouver le 14 juin au soir avec la figure gonflée, surtout au niveau des paupières, et d'un rouge pourpre qui se détache parfaitement sur la peau blanche du cou et de la partie supérieure du front : toute cette partie est le siége de fourmillement et d'une cuisson assez vive. Cette dame, pléthorique, voit très peu ses règles, elle est sujette aux étourdissemens, aux congestions à la tête, et fort souvent la promenade à la campagne détermine chez elle un coup de soleil qui ne lui dure pas ordinairement moins d'une semaine ; c'est une pareille promenade aujourd'hui qui a déterminé l'affection chez elle et aussi chez une dame qui l'accompagnait. — Je prescris *aconit*, 5ᵉ dil. 1 gtt. dans 100 gr. d'eau, à prendre moitié en se couchant, moitié demain matin. *Dès le lendemain* dans la journée, au grand étonnement de la malade, la *rougeur et le gonflement ont presque complétement disparu ; quatre jours après la dame qui l'avait accompagnée n'était pas guérie.*

C'est encore ici une maladie de peu d'importance ; un coup de soleil, dira-t-on, guérit seul et n'offre aucun danger ; cela est vrai, mais cette guérison s'opère en quatre à huit jours et quelquefois aussi on en a vu se compliquer d'érysipèle ou même de délire et d'affection cérébrale ; et puis, n'est-il pas fort désagréable pour une personne qui a besoin de sortir, de voir du monde, pour une dame surtout, de rester plusieurs jours avec la figure ainsi rouge et gonflée ? certes, il n'en est pas une qui ne désire être promptement débarassée d'un pareil état; et que peut faire pour cela la médecine ordinaire? Rien absolument, tandis que avec une goutte d'un médicament homœopathique vous voyez guérie, du jour au lendemain, une dame qui gardait habituellement les coups de soleil six à huit jours; et au contraire, l'amie de cette dame affectée en même temps qu'elle est encore malade quatre à cinq jours après.

HÉMATURIE : INFLAMMATION DE VESSIE. — M. W...., âgé de 28 ans négociant, rue des Deux-Portes-St-Sauveur, 7, jouissant habituellement d'une bonne santé, vient me trouver le 18 mai 1850, pour une hématurie qui a commencé la veille avec un grand frisson, suivi de chaleur et de fièvre intense pendant la nuit; à chaque instant il éprouve le besoin d'uriner, et ce besoin n'aboutit qu'à l'expulsion d'un peu d'urine teinte de sang, avec de petits caillots noirs; cette urine en s'écoulant cause une sensation de brûlure peu intense; la région de la vessie est sensible au toucher; il n'y a point de douleur du côté des reins. Pouls à 100, plein, chaleur halitueuse de la peau, inappétence, soif vive. Le malade ne sait à quoi attribuer les accidens qu'il éprouve; toutefois il a fait récemment un petit excès de boissons alcooliques qui me paraît avoir été la cause déterminante du mal. Il est midi, je prescris : *aconit*, 3e dil., gt 1, dans 120 gr. d'eau à prendre en trois fois à une heure d'intervalle.

A six heures du soir, le malade n'éprouve plus de besoins pressans d'uriner, son urine n'est plus que légèrement teinte de sang, la dernière goutte seulement entraîne encore de petits caillots, et c'est alors aussi qu'il ressent un peu de douleur, la fièvre est bien diminuée. (Nux vom, 20e dil., gt 1 dans 120 gr. d'eau, moitié de suite et le reste par cuillerées d'heure en heure). *Toute la nuit il dort sans uriner; le lendemain je le trouve sans fièvre, l'urine n'est plus colorée*, les dernières gouttes sont seulement jaunâtres, épaisses et causent en sortant une légère douleur. — Je ne prescris aucun médicament; le lendemain, 20 juin, il me montre l'urine qui n'offre plus qu'un dépôt sablonneux et jaunâtre, que l'analyse démontra être du phosphate de chaux; du reste, M. W.... vaque à ses affaires, et le 24, tout dépôt des urines a disparu.

Je ne dirai qu'une chose relativement à ce malade, c'est que sa guérison par l'ancienne médecine n'eût pu être obtenue qu'au moyen de sangsues, de bains et de boissons mucilagineuses abondantes, et certes le sang n'eût pas disparu des urines au bout de huit à dix heures; que l'on songe maintenant à l'affaiblissement résultant d'un pareil traitement et de la durée du mal, et l'on reconnaîtra toute la supériorité dans ce cas du traitement homœopathique.

Rhumatisme aigu de la tête et du cou. — M. Victor, garçon de café, rue St-Martin, était depuis quatre jours en proie à une fièvre intense qui avait débuté par un frisson, bientôt suivi d'une violente douleur à la nuque et à la tête. Le 15 mai je le trouve dans l'état suivant : douleur à la nuque, crampoïde et tractive, qui empêche tout mouvement du cou, céphalalgie avec douleur d'arrachement des cheveux, que l'on dirait rongés à leur racine et qui tombent avec abondance, tant la douleur est violente ; ces douleurs augmentent par le moindre mouvement, surtout en montant l'escalier, et le toucher est insupportable ; elles diminuent un peu la nuit. Teint pâle, pouls fréquent, chaleur à la peau, bouche amère, soif et inappétence. Je prescris : aconit, 3e dil., gt 1, dans 100 grammes d'eau, à prendre en deux fois, la moitié ce soir en se couchant, et le reste demain matin. Le lendemain le malade me dit *qu'au moment où il prit le médicament en se couchant, il souffrait plus que jamais, qu'il a pu s'endormir fort peu de temps après, et qu'il s'est éveillé fort étonné d'avoir parfaitement dormi et de souffrir infiniment moins que les jours précédens : à midi il ne souffre plus du tout de la tête et presque plus du cou,* qui conserve seulement un peu de raideur ; il n'y a plus de fièvre, le teint est meilleur et il me demande à manger. Je ne prescris aucun médicament, et le soir tout était disparu.

Sans doute cette affection comme la précédente eût pu être guérie par la médecine ordinaire, c'est-à-dire par des émissions sanguines, des purgatifs, des cataplasmes, des préparations narcotiques : mais tout cet arsenal de moyens thérapeutiques, outre ses inconvéniens de douleur et d'affaiblissement, eût-il amené en deux jours l'effet surprenant qu'à produit en une nuit une demi-goutte d'aconit homœopathique ?

Je termine ici l'exposé des quelques faits d'affections aiguës que je voulais signaler à mes lecteurs ; mais avant d'aller plus loin, je présenterai les réflexions suivantes. Dans toute affection inflammatoire aiguë, quelle que soit sa nuance, sa forme, la médecine ordinaire ne connaît qu'un seul mode de traitement : tirer du sang, chercher à déplacer le mal au moyen des révulsifs appliqués sur la peau (sinapismes, vésicatoires) ou sur le canal digestif (vomitifs et purgatifs), donner des boissons adoucissantes. Que l'affection existe à la tête, à la poitrine, au ventre ou aux membres, qu'elle s'accompagne de beaucoup ou de peu de fièvre, que la douleur soit très aiguë ou presque nulle, quelle que soit enfin la variété des symptômes et elle est infinie, le traitement est le même dans cette série d'affections et de formes d'affections si diverses; les seules différences que l'on y apporte consistent dans l'intensité, la quantité et la répétition de ces moyens. Or, cela est-il rationnel? Et pour me servir d'un seul exemple, des deux cas de bronchite que j'ai rapportés chez le père et chez l'enfant, était-il naturel de traiter de la même manière le père, dont les quintes de toux se présentaient seulement le matin et après les repas, et l'enfant dont les quintes, très faibles pendant le jour, se montraient surtout la nuit aussitôt qu'il était couché, sans parler des autres différences que présentent les deux observations? C'est pourtant avec les mêmes moyens, dispensés d'une manière peut-être un peu différente, que l'allopathie eût traité ces deux maladies; nulle part, en effet, elle ne prescrit de bien préciser la forme des symptômes, leur succession, leur moment d'apparition ou d'aggravation, et mille autres circonstances fort importantes qui devraient rationnellement indiquer un traitement tout différent; et cela se conçoit, puisqu'elle ne possède pas des moyens de traitement adaptés à ces diverses modifications; *elle ne connaît, en effet, que la maladie; l'homœopathie, au contraire, ne connaît qu'une forme de maladie, chacune de ces formes est pour elle au point de vue pratique comme au point de vue théorique une maladie spéciale qui exige un médicament spécial.* Cela établit une distinction complète, absolue, entre les thérapeutiques allopathique et homœopathique; traiter tel cas de maladie et non telle maladie, tel est le but rationnel du thérapeutiste, c'est celui de l'homœopathe; l'allopathe ne se propose pas ce but, car la pauvreté de ses moyens l'empêche d'y songer un seul instant. Cette simple remarque doit faire sentir quel immense travail incombe au médecin homœopathe, obligé dans chaque maladie de bien en préciser l'expression symptomatique et de chercher le médicament spécifique, tandis que le médecin allopathe n'ayant, au moins pour les maladies aiguës, quelle que soit leur forme, que la même série de moyens à employer, a seulement à déterminer une légère différence dans leur mode d'application. J'engage mes confrères à méditer sérieusement ces dernières phrases.

RHUMATISME SUBAIGU. — Madame Durineau, âgée de 45 ans environ, femme d'un gantier, demeurant rue des Poulies 9, souffrait depuis six semaines d'un rhumatisme subaigu qui offrait les caractères suivans : douleurs qui occupent les jointures et les muscles des quatre membres depuis le coude jusqu'au bout des doigts, et depuis le genou jusqu'à l'extrémité des orteils : elles consistent dans une raideur comme paralytique qui empêche les mouvemens, et au niveau des deux pouces en élancemens et quelquefois douleurs d'arrachement ; elles augmentent beaucoup le soir et la nuit au point de l'obliger à quitter son lit et de la priver de tout sommeil ; dans la journée, la raideur augmente quand elle est assise, surtout quand elle veut se lever, et elle diminue en marchant doucement. Il y a un peu de gonflement aux articulations des mains et des doigts ; pas de fièvre ; bouche pâteuse : appétit diminué ; digestion et défécation normales.

Le 15 mars 1850, je vis la malade pour la première fois ; n'étant pas initié encore au traitement homœopathique, je prescris un purgatif, diverses potions à la belladone, à l'opium, au laurier-cerise, au colchique, des frictions camphrées et térébenthinées ; je n'obtiens pas le moindre résultat. Le 31 mars je parlai de cette malade à M. le docteur Bordet qui me conseilla d'administrer *Rhus tox.*, 5e dil., gt 1, dans douze cuillerées d'eau, à prendre une cuillerée à bouche toutes les deux heures.

Le lendemain, 1er avril, la malade me déclare qu'elle se croit guérie, tant ses membres jouent librement ; la nuit suivante est bonne ; le 2, la malade ne prenant plus de médicament depuis la veille sent revenir un peu de raideur et la nuit est un peu moins bonne ; le 3 et le 4, la raideur est plus marquée ; le 4 au soir, nouvelle dose de *Rhus* ; le 5, je trouve la malade enchantée ; elle a pu monter et descendre deux fois ses cinq étages ; dès ce moment, en continuant le médicament, le gonflement disparaît ainsi que le redoublement du soir ; les nuits sont très bonnes, il ne reste qu'un peu de raideur dans les jarrets lorsqu'elle est quelque temps assise ; le 25, je remplace *Rhus* par *Sepia* 5e, qui enlève ce léger reste du mal.

Je dis que cette observation peu frappante peut-être pour le public est extrêmement remarquable ; il faut être médecin pour savoir quelle est l'opiniâtreté d'une pareille forme de rhumatisme. La thérapeutique ordinaire ne peut lui opposer aucun remède spécifique; les bains de vapeur, divers calmans, les purgatifs, tels sont à peu près les moyens qu'elle eût pu conseiller; j'ai usé, sans succès, des deux derniers; pour les bains de vapeur, on n'eût pu les employer qu'à domicile, et ils eussent été d'un prix très élevé pour la malade; qui, du reste, oserait dire qu'un bain de vapeur eût pu amener du jour au lendemain une pareille amélioration? D'ailleurs, aucune maladie ne montre mieux que le rhumatisme la pauvreté des moyens de l'ancienne médecine; aucune, en effet, n'offre plus de variétés et de différences essentielles dans les symptômes; est-ce la même maladie, quand les douleurs sont aiguës et quand elles sont sourdes, quand elles sont superficielles et quand elles sont profondes, quand elles augmentent le soir ou quand elles augmentent le jour, quand elles sont aggravées ou quand elles sont diminuées par le toucher, le mouvement, la position assise, le repos au lit, et je pourrais ajouter bien d'autres variétés? Est-ce que le même traitement peut convenir dans ces formes si diverses? Or, la médecine ordinaire est réduite à ne tenir aucun compte de ces formes; l'homœopathie, comme je l'ai dit, a des médicamens qui répondent à chacune d'elles, et c'est pour cela qu'elle guérit d'une manière bien plus sûre et bien plus efficace. L'observation suivante fera saisir, d'une manière encore plus évidente, la vérité de ce que je viens d'énoncer.

Rhumatisme chronique. — M. Maffioti, âgé de 37 ans, ouvrier chapelier, passage des Singes, a été atteint de rhumatisme aigu pour la première fois il y a cinq ans, une seconde fois il y a deux ans et demi, et une troisième il y a quinze mois; mais, dans l'intervalle de ces attaques, et depuis la dernière surtout, il n'a pas cessé d'éprouver quelques douleurs plus ou moins marquées, et, durant le cours d'une aussi longue maladie, il a dépensé quelques mille francs qu'il possédait, et il est actuellement au bureau de bienfaisance; il a consulté en ville un grand nombre de médecins; et, depuis sa dernière attaque, il a parcouru plusieurs services de divers hôpitaux sans éprouver de soulagement pour l'affection chronique qu'il conserve. — Les douleurs n'existent plus qu'aux articulations du coude-pied; nulles, quand il prend du repos ; elles se montrent légères lorsqu'il marche, mais elles atteignent leur maximum, quand il reste quelques heures debout ; or, c'est précisément cette dernière position que sa profession exige ; alors au bout de deux ou trois heures, ses coude-pieds enflent, deviennent le siége d'élancemens ; il est obligé d'abandonner son travail et de prendre le lit ; du reste, bon état des fonctions organiques.

Du 22 mai 1850 au 1er juin suivant, je prescris successivement *bry.*, *viol. odor.*, *rh. tox.* sans obtenir le moindre changement dans son état; le 1er, j'ordonne *Caustic*, 15e *dil.* goutte 1 dans 100 gr. d'eau à prendre en trois jours. Le 4, le malade voit avec le plus grand étonnement qu'il travaille depuis plusieurs heures sans être fatigué, et il peut rester ainsi toute sa journée ; c'est la première fois qu'un pareil bonheur lui arrive. Le 5, il vient m'annoncer ce résultat et me remercier; depuis ce moment jusqu'à ce jour, je lui fais continuer le même médicament à doses fractionnées et éloignées, et la même amélioration se maintient.

Ce malade est-il radicalement guéri, ou l'amélioration cessera-t-elle lorsque l'on supprimera le médicament? On comprend facilement que, pour déraciner une maladie qui a pris pied si profondément dans l'organisme, il est nécessaire de lutter avec des doses de médicament très répétées ; j'espère donc, en agissant ainsi, arriver à chasser le mal d'une manière complète ; mais dans tous les cas nous avons ici un exemple bien remarquable de la supériorité de l'homœopathie, puisqu'il s'agit d'un mal qu'elle seule a pu favorablement modifier, lorsqu'il avait reçu sans succès les soins de nombreux praticiens et ceux des maîtres de l'art dans nos grands hôpitaux. Enfin, c'est pour moi un sujet d'autant plus vif de satisfaction, qu'il s'agit d'un pauvre ouvrier que cette terrible affection a réduit à la misère, et que sa guérison lui permet au moins de travailler pour nourrir la nombreuse famille dont il est chargé.

Ophthalmie chronique. — Le jeune Catelin, âgé de dix ans, demeurant chez son père, concierge, rue du Renard-Saint-Sauveur, 11, d'un tempérament lymphatique, est atteint d'une ophthalmie double, datant de sept années, consécutive à la petite vérole. Il a reçu pour cette ophthalmie les soins d'un très grand nombre de médecins entr'autres ceux de M. Sichel, de M. Desmarres, et de plus il a passé plusieurs mois à l'hôpital des Enfans malades ; mais sa maladie n'a été modifiée par aucune espèce de traitement. Il reste constamment la tête baissée pour éviter la lumière, ses yeux sont presque toujours fermés spasmodiquement, il voit trouble; il y a un peu de larmoiement, surtout à gauche, avec sécrétion humorale et agglutination des paupières le matin. La conjonctive oculo-palpébrale est le siége d'une rougeur violacée plus marquée en cercle radié autour de la cornée; celle-ci est terne et légèrement grisâtre des deux côtés; de plus, à gauche, elle offre une saillie staphylomatique transparente située en dedans de la pupille, il ne se plaint d'éprouver dans les yeux qu'un léger picotement. Cet enfant a les chairs flasques, il n'a jamais eu de gourmes ni de glandes au cou, il n'a cessé de pisser au lit que depuis deux mois; du reste, très bon état général. Depuis deux mois celui des yeux s'était amélioré sous l'influence d'un vésicatoire au cou et de l'emploi de l'azotate d'argent en collyre; mais aussitôt qu'on cessait le collyre les yeux redevenaient rouges comme auparavant. — Le 14 mai, je fais suspendre l'emploi de ces moyens et je prescris *sulf.* 10ᵉ et *Calcarea* 10ᵉ *dil.*, en alternant matin et soir. Pendant les deux premiers jours, l'œil redevient rouge, puis cette rougeur disparaît; le 30, les yeux sont plus blancs et plus nets qu'ils n'ont jamais été; ils sont beaucoup moins sensibles à la lumière, aussi demeurent-ils bien plus ouverts et l'enfant ne tient plus la tête aussi baissée; l'œil gauche ne rend presque plus d'humeur muco-purulente ni de larmes; le droit est complètement sec. Le 13 juin, l'amélioration persiste (*Emphras.* 5ᵉ). Le 1ᵉʳ juillet, le staphylôme devient de moins en moins visible, l'enfant ne craint plus d'affronter le soleil; les parens sont enchantés d'un pareil résultat sur lequel ils avaient cessé de compter. Je continue le traitement avec *Hep. sulf.* 10ᵉ *dil.*

Encore un cas bien fait, ce me semble, pour ouvrir les yeux à ceux même qui s'efforcent de les fermer; cette observation doit frapper tout bon esprit par tous ses détails: affection datant de sept ans, qui a été traitée par les médecins distingués de l'hôpital des Enfans, par les oculistes les plus renommés, améliorée par un traitement allopathique, que je conseille, mais améliorée seulement d'une manière faible et momentanée; le traitement homœopathique est mis en usage; en moins de huit jours, quel changement notable! au bout d'un mois, l'état de l'enfant n'est plus reconnaissable, et certainement, d'après la manière dont marche la guérison, elle sera bientôt complète.

SUPPRESSION DES RÈGLES DEPUIS NEUF ANS; ACCÈS DE MIGRAINE

AVEC VOMISSEMENS.—Mademoiselle Arsène, bonne de M. Saint-Hérant, fondeur, rue Corbeau, 26, âgée de 27 ans, souffre depuis neuf ans ; à cette époque, elle eut l'imprudence de se mettre à l'eau jusqu'à la ceinture au moment où ses menstrues coulaient abondamment; elles s'arrêtèrent immédiatement, et depuis elle a toujours éprouvé les symptômes suivans : 1° règles très faibles, pâles, précédées, accompagnées ou suivies d'accès de céphalalgie atroce ; cette céphalalgie consiste en élancemens et battemens plus marqués à gauche, surtout au-dessus de l'œil avec sensation de froid intérieur, elle augmente par le moindre mouvement, même celui des yeux, par le bruit, la lumière, diminue seulement au lit et s'accompagne de frissons, de nausées et de vomissemens bilieux ; 2° dans l'intervalle des règles, tête habituellement lourde, qui devient douloureuse au grand air, étourdissemens, chaleur et rougeur à la face, bourdonnemens d'oreilles, mal aux dents ; envie de dormir continuelle; difficulté de quitter le lit le matin ; appétit irrégulier, pression à l'estomac après le repas, avec impossibilité de conserver les vêtemens serrés, constipation avec embarras du ventre; essoufflement, palpitations, sueurs au moindre mouvement; froid continuel aux mains et aux pieds. Plusieurs médecins à la campagne et à Paris ont essayé de la soulager, mais sans résultat. Moi-même avec le vin de quinquina, j'ai obtenu seulement un peu plus de force, des digestions plus faciles et moins de battemens de cœur.

Le 25 avril 1850, j'administre une dose de *pulsat.* 5ᵉ *dil.* à prendre en trois jours ; le 1ᵉʳ mai, elle se sent plus forte, a meilleur appétit, digère plus facilement et n'éprouve pas d'étourdissement (*pulsat.* 5ᵉ *dil.*, une seconde dose par cuillerée matin et soir). Les règles viennent en avance le 4, mais elles ne coulent pas plus abondamment, et la malade cesse de venir à ma consultation : le 16 seulement, accès de céphalalgie très intense ; je prescris *nux. vom.* 20ᵉ goutte 1 dans 120 gr. d'eau à prendre par cuillerées toutes les demi-heures ; elle éprouve un notable soulagement dès la première cuillerée, et elle ne souffre plus du tout avant la fin de la potion.

Le 22, l'ensemble des accidens étant à peu près le même, je prescris *sulfur* 15ᵉ *dil.* goutte 1 à prendre en huit jours par cuillerées. Le 27, elle se sent bien mieux, plus forte et moins essoufflée. (*Nux, vom.* 20ᵉ goutte 1 par cuillerée matin et soir). Le 5 juin, elle se sent plus forte que jamais depuis bien longtemps, n'a plus d'étourdissemens, de céphalalgie à l'air. (*Cham.* 5ᵉ goutte 1 en trois jours.). Le 10, ses règles viennent et coulent *pendant six jours, abondantes, colorées, sans céphalalgie, sans vomissemens.* Je ne prescris aucun médicament; le 15 juillet, elle a eu pour la seconde fois ses règles aussi abondantes, aussi colorées que le mois précédent et sans céphalalgie ; elle se sent infiniment plus forte, prend de l'embonpoint, mange et digère bien ; elle jouit enfin d'une bonne santé.

Ainsi, guérison en cinq semaines d'une affection périodique très douloureuse et d'un état maladif continuel, datant de neuf années, qui a résisté à de nombreux traitemens, à plusieurs praticiens ; et cela sans émission sanguine, qu'elle n'eût pu supporter; sans purgatifs, j'en avais administré plusieurs quelques mois auparavant, avec le seul résultat de l'affaiblir ; sans révulsifs douloureux à la peau, c'est-à-dire sans moyens violens. Connaissant cette pauvre fille depuis près d'une année, et pressé par son maître de tenter quelque moyen pour la guérir, je lui dis plusieurs fois : Mais que faire ? Cette réponse partait de ma conscience ; je crois que tout autre confrère eût parlé ou pensé de la même manière.

Gastralgie intense, aménorrhée. — Madame Gallet, âgée de 33 ans, demeurant rue Beauboug, 38, souffre d'une maladie de l'estomac, consécutive aux émotions de l'insurrection de juin 1848 ; elle a consulté plusieurs médecins sans trouver aucun adoucissement à sa position, et, depuis plusieurs mois, elle ne fait aucune espèce de traitement ; mais voici trois mois que le mal s'exaspère à un point qu'elle vient s'adresser à l'homœopathie en désespoir de cause.

Voici le tableau de sa maladie : défaut d'appétit, bouche constamment amère ; la soupe et le café au lait le matin sont la seule nourriture supportée par l'estomac ; tout autre aliment lui cause des souffrances, mais principalement les légumes, les œufs, la charcuterie, certains poissons. Ces souffrances consistent en douleurs à la tête, à l'estomac et à la matrice. Le mal de tête consiste en élancemens, surtout au milieu du front et dans les oreilles ; le mal d'estomac en crampes, quelquefois en brûlemens, qui répondent dans le dos, occasionnent de l'oppression et causent quelquefois une fausse sensation de faim ; les douleurs de matrice sont une cuisson surtout manifeste quand elle urine. En même temps, il y a : chaleur à la face, bâillemens, envie de dormir, malaise général, impatiences, état d'agacement et envie de pleurer.

En dehors des souffrances causées par les alimens, je constate les symptômes suivans : Envie continuelle de dormir dans le jour, sommeil lourd et agité la nuit ; le matin, elle ne peut se lever, elle est plus courbaturée qu'elle n'était en se couchant. Très impressionnable au froid, elle contracte très facilement un rhume de cerveau ; dents souvent douloureuses ; gencives gonflées, et qui saignent facilement ; voix très altérée ; les règles qu'elle voyait pendant huit jours ne coulent plus qu'un seul jour depuis plusieurs mois ; elles sont précédées de maux de tête, de reins et de coliques, et, quand elles sont finies, elle garde la migraine pendant huit jours ; ventre habituellement gonflé, sensible à ne pouvoir garder un vêtement un peu serré ; constipation ;

pieds toujours froids. Je prescris *sulfur*, 20ᵉ *dil.* 1 goutte dans 100 gr. d'eau à prendre en deux fois, la moitié ce soir et le reste après-demain.

21 juin. — Le médicament a produit une pertubation notable dans l'état de la malade : céphalalgie continuelle ; crampes d'estomac remplacées par une chaleur; agitation, mouvemens dans le ventre; mais les garde-robes sont régulières et ont lieu sans lavemens. Je ne prescris rien et laisse s'épuiser l'action du médicament. Le 25, le mal de tête est devenu une simple lourdeur; la chaleur de l'estomac continue à remplacer les crampes, la constipation revient un peu, même état du sommeil et du moral. (*Nux. vom.* 30ᵉ *dil.*, 1 goutte dans 100 gr. d'eau alcoolisée, une cuillerée matin et soir.)

Le 1ᵉʳ juillet, c'est-à-dire *cinq jours après*, la malade vient me dire qu'*elle est guérie de l'estomac, tous les alimens passent sans la gêner, elle digère aussi bien qu'il y a trois ans.* Persistent la céphalalgie, la courbature le matin au réveil, les impatiences, la bouche amère. (*Chamom.* 5ᵉ *dil.* 1 goutte dans 125 gr. d'eau alcoolisée, une cuillerée matin et soir.) *Le 8 juillet, la malade me dit qu'elle va parfaitement bien, qu'elle digèrerait des pierres*; elle a, en effet, mangé sept ou huit pommes de terre à l'eau, du maquereau et autres alimens fort indigestes sans qu'elle en ait été gênée le moins du monde. Il ne reste à guérir que la constipation et l'état des gencives; mais ces deux symptômes existaient avant la maladie qui nous a occupés, et je prescris à cet égard *natrum muriaticum* 10ᵉ *dil.*, qui devra être continué probablement pendant quelque temps. A la fin de juillet après deux doses de *natr. mur.*, elle va fort bien, et des gencives qui sont beaucoup moins gonflées, et de la constipation qui a à peu près disparu. De plus, les règles sont revenues comme autrefois pendant six jours et sans souffrances.

Exposer simplement ce fait, c'est constater une victoire de l'homœopathie et une victoire qui ne peut être disputée; rien de plus précis, de plus probant; si quelqu'un même est étonné d'un pareil succès, c'est moi, moi qui étais habitué, comme tous les médecins, du reste, à voir ces maladies rester à peu près au-dessus des ressources de l'art, moi qui dans les hôpitaux ai vu les malades atteints de ce genre d'affection, comme du reste de toute autre affection nerveuse chronique, en sortir comme ils y étaient entrés, moi qui les ai vus souvent traités, dans le monde, de malades imaginaires avec leurs souffrances si tristement réelles, moi qui sais enfin que les sommités de l'art n'ont en pareil cas de meilleur conseil à donner que celui d'aller à la campagne, de voyager, de prendre les eaux ou les bains de mer. Il me faut pourtant bien croire ce que j'ai vu, ce que j'ai entendu, ce que j'ai touché en quelque sorte du doigt. Mais en pareil cas, comme il s'agit d'affections nerveuses, les grands médecins disent bravement qu'elles guérissent seules, et que, comme l'homœopathie ne fait rien, elle laisse ces affections dans la meilleure situation possible pour guérir. Cette assertion n'offre qu'une seule chose de vraie, celle-ci : Les affections nerveuses s'aggravent souvent, tourmentées par l'énergie d'une médication irrationnelle, dans les mains d'honorables praticiens qui font les efforts les plus consciencieux pour les combattre, et alors, cette médication mauvaise étant arrêtée, la maladie abandonnée à elle-même trouve un amendement favorable dans sa marche naturelle ; mais guérit-elle pour cela ? je ne crains pas de dire que cela est fort rare : voilà pour le principe général. Mais quant aux faits particuliers de maladies nerveuses auxquels j'ai appliqué la méthode homœopathique, et ils sont très nombreux, soit guéris, soit en voie de guérison, je déclare que l'objection n'est nullement applicable. Madame Gallet, dont je viens de raconter l'histoire, ne suivait aucune espèce de traitement depuis plusieurs mois, et tous les jours son état s'aggravait ; une dame, dont l'observation suit celle-ci, souffrante depuis plus de vingt ans, ne suivait depuis plusieurs années aucune médication. Et celle qui fait le sujet de l'observation précédente, depuis plus d'une année elle attendait patiemment qu'il plût à la nature de la débarrasser, et la nature n'y faisait rien. Quant à l'enfant atteint d'ophthalmie chronique et aux rhumatisans dont j'ai raconté l'histoire, je ne pense pas que l'on veuille mettre leur guérison sur le compte de la nature : tous, du reste, ne recevaient depuis longtemps aucune espèce de soins.

Je pourrais maintenant exposer l'histoire de plusieurs affections nerveuses de l'estomac plus ou moins analogues, et guéries d'une manière aussi rapide, entre autres celle de M. Michelet, rue des Gravilliers, 42, qui m'autorise pleinement à le citer ; mais, pour ne pas fatiguer l'attention de mes lecteurs avec des faits qui se ressemblent, je me contenterai d'exposer le suivant :

SOUFFRANCES NERVEUSES CHRONIQUES ET DE FORMES VARIÉES. — Madame Lagès, âgée de 40 ans, cartonnière, demeurant rue du Cimetière-Saint-Nicolas 6, souffre constamment depuis l'âge de six ans qu'elle a eu la petite vérole, de douleurs dans le dos et dans la poitrine, qui augmentent dans certains momens de crise. Les douleurs de dos consistent en une pression sur une partie excoriée, et en tiraillemens qui se portent vers les épaules ; les douleurs de poitrine donnent la sensation de déchirement, d'écartement et de brûlement. Ces douleurs se manifestent beaucoup plus violentes la nuit au lit; elles la privent complétement de sommeil et la forcent souvent à quitter le lit pour se promener dans la chambre. Mais ces douleurs ne sont que l'expression la plus cruelle d'une irritation générale du sytème nerveux, car je constate en outre chez elle: toux sèche avec sensation d'un corps étranger qui remonte dans la gorge, la brûle et gêne la respiration. — Le soir en se couchant, crampes dans les muscles des membres, avec engourdissement et sensibilité au toucher, raideur des articulations, bâillemens et pandiculation toute la nuit; chaleurs passagères au visage pendant la nuit; quelquefois lèvres brûlantes comme si elles étaient imprégnées de vinaigre; migraines fréquentes, mais moins intenses qu'autrefois; bouche amère, peu d'appétit, mais du reste, digestions bonnes et selles régulières; oppression et battemens de cœur en montant; pieds toujours froids l'hiver et brûlans comme du feu l'été; menstruation assez régulière, toutefois un peu hâtive et faible.

Le 6 mai, je prescris: *Chamomilla*, 5e *dil.* 1 goutte dans 120 grammes d'eau, une cuillerée toutes les deux heures. Le 9, la poitrine n'est plus douloureuse, il n'y a plus qu'une pression dans le dos. (Seconde dose de chamomilla.) Le 13, il y a seulement quelques picottemens dans le dos; la malade dort toute la nuit; elle n'a plus la bouche amère et moins de bâillemens sans pandiculation; la toux sèche a également bien diminué. (Troisième dose de chamomilla.) Le 26, elle ne s'aperçoit absolument de rien; la physionomie n'est plus soucieuse comme autrefois; les règles sont venues non plus en avance et plus abondantes que de coutume. Je cesse le traitement. — A la fin de juillet, madame Lagès continue à jouir d'une bonne santé.

Je n'ai rien à ajouter ici après les réflexions qui accompagnent l'observation précédente; je ne puis que répéter une chose, c'est que mon bonheur est extrême de ne plus rester les bras liés devant de pareilles affections.

Il est une série de maladies dont, jusqu'ici, je n'ai pas offert d'observation, je veux parler de celles qui sont caractérisées par un développement anormal des tissus: tumeurs, glandes, végétations. On comprend que, généralement, ces guérisons ne peuvent s'obtenir que par un traitement prolongé: mais les médicamens homœopathiques sont, sauf le cas de cancer, beaucoup plus puissans que ne le sont les remèdes employés comme fondans par les médecins; on en jugera par les faits que je vais exposer.

Condylômes sur le gland et le prépuce. — Un ouvrier dont j'ignore le nom vint, dans le cours du mois de mai, chez M. Mauchien, pharmacien, lui montrer des végétations qu'il portait, au nombre de cinq à six, dans le sillon qui sépare le prépuce du gland; ces végétations, rouges, vivaces, étaient généralement du volume d'un pois, mais l'une d'elles avait une dimension triple des autres; elles avaient commencé à paraître depuis un mois environ, à la suite d'une balanite; pas de blennorrhagie ni de syphilis primitive. Je me trouvais chez M. Mauchien qui me fit un signe indiquant la nécessité d'avoir recours à l'emploi des ciseaux. Je fus d'avis auparavant d'essayer *tuya occid.*, 5ᵉ *dil.*, 1 goutte dans 150 gr. d'eau, à prendre trois cuillerées par jour. Le quatrième jour, la plus grosse végétation tombait flétrie et les autres étaient diminuées et en partie desséchées; au bout de huit jours, avec une deuxième dose de tuya, la guérison était complète.

J'ai ici deux remarques à faire; la première, c'est que les ciseaux et les caustiques sont les seules ressources du médecin contre ces productions; la seconde, c'est qu'en employant ces moyens douloureux, on ne combat souvent que l'effet, et que, la cause persistant ne tarde pas à provoquer une nouvelle poussée; le médicament homœopathique, au contraire, ne détruit l'effet qu'en combattant la cause, et le mal une fois détruit ne reparaît plus. Dans le cas que j'ai raconté, la rapidité de la guérison est merveilleuse, c'est que le mal était peu considérable et récent; on comprend qu'un traitement plus long serait nécessaire, s'il s'agissait de végétations plus nombreuses ou en plaques épaisses existant depuis un temps plus éloigné. Ainsi, je viens de guérir, en deux mois, une femme qui en portait près d'une centaine depuis trois ans : et un homme qui en avait le sillon préputial couvert depuis un an est en pleine voie de guérison.

Tumeur érectile chez une petite fille. — (Observation communiquée par M. Bordet). Thérèse Boudon, agée de deux ans, d'une bonne constitution, portait depuis sa naissance derrière le pavillon de l'oreille gauche à la base de l'apophyse mastoïde une petite tumeur rouge cerise; depuis trois mois cette petite tumeur avait pris beaucoup de développement; au mois de janvier 1848 elle avait deux centimètres et demi de diamètre, ronde, molle, indolente, d'une rougeur artérielle, étalée comme un champignon sur un pédicule que l'on sent à travers la peau. Traitée d'abord par *Tuya* et *Calcarea*, cette tumeur diminua d'un quart au moins de son volume et pâlit notablement, mais cette amélioration n'alla pas plus loin; au milieu de l'année 1849 survint sur toute la joue du même côté une dartre squameuse offrant un aspect imbriqué très remarquable; *sepia* fut administré utilement contre cette affection et l'on vit en même temps diminuer la tumeur érectile; dès lors, une goutte du même médicament fut administrée tous les quinze jours, et cette tumeur est aujourd'hui tellement réduite qu'il est très légitime de compter sur une guérison complète et prochaine.

Tumeur fongueuse de l'œil. — Une dernière observation est relative à un homme dont le nom est universellement connu, au maréchal Radetzki. En 1840, ce général autrichien vit se développer à l'angle interne de l'œil droit une tumeur fongueuse et bleuâtre qui résista à tous les moyens prescrits par les plus habiles praticiens de Milan réunis en consultation; l'empereur lui envoya son propre oculiste, le professeur Jæger, qui déclara le mal cancéreux, incurable, et ne prescrivit rien non plus que le docteur Flarer, professeur d'ophthalmologie à Pavie ; alors le maréchal s'adressa au docteur Hartung, médecin homœopathe de Milan, qui le guérit complétement dans l'espace de quatre mois, de décembre 1840 à mars 1841, à l'aide de *carbo vegetabilis* et de *tuya occid.* A l'occasion d'une discussion sur l'homœopathie qui vient d'avoir lieu au sein de l'Académie de Bruxelles, Académie qui renferme, comme je l'ai dit, quelques médecins homœopathes, l'un d'eux le docteur Varlez prit la liberté de s'adresser directement au maréchal, qui lui répondit par la lettre suivante :

« Vérone, ce 13 décembre 1849.

« Monsieur,

» C'est avec plaisir et reconnaissance que je déclare que c'est à M. le docteur Hartung, médecin homœopathe, que je suis redevable de la guérison d'un mal ophthalmique fort sérieux, et que me trouvant déjà abandonné par d'autres médecins, c'est à cet art que je dois la vue sinon la vie.

» Les détails sur le cours de la maladie et du traitement se trouvent dans la *Gazette universelle homœopathique* de l'année 1841

» Recevez l'expression de ma plus haute considération,

» RADETZKI. » (1)

Ce fait parle assez de lui-même, il n'a besoin d'aucun commentaire. Je dirai seulement en passant que c'est à l'occasion de cette guérison que l'homœopathie a reçu du gouvernement autrichien une protection officielle, le droit d'ouvrir des cours, des dispensaires et des hôpitaux dont les professeurs et les chefs de service sont nommés par l'empereur.

Après la lecture de ces faits et de l'exposé qui les précède, je pense que mes confrères et mes cliens ne s'étonneront plus de me voir employer souvent le traitement homœopathique; le contraire seul devrait les surprendre. Je ne saurais dire dans quelle limite je me renfermerai à cet égard, je

---

(1) Réponse aux dernières attaques dirigées contre l'homœopathie à l'Académie de médecine, par le docteur Varlez (de Bruxelles), p. 24.

veux seulement que l'on sache bien que ma conscience et les résultats d'une scrupuleuse observation seront les seuls guides de ma conduite.

Maintenant je suis plus à l'aise pour répondre à trois objections qui me sont faites tous les jours ; la première est relative à la condamnation de l'homœopathie par les corps savans, la seconde à l'exiguité des doses employées, la troisième consiste à dire que le régime seul avec la nature amène la guérison des malades.

Je commence par cette dernière, car elle se réfute d'elle-même par les faits que j'ai racontés (1). Dans les observations de maladie aiguë quel régime particulier ai-je prescrit? J'ai été moins sévère pour la diète que ne le sont les autres médecins ; et d'ailleurs la guérison n'a-t-elle pas suivi immédiatement l'emploi des remèdes? Quant aux malades atteints d'affections chroniques, qui osera venir affirmer que je les ai guéris en supprimant le poivre, les acides, les alimens aromatiques et le café, car cette suppression est tout le régime? Plusieurs d'entre eux étaient restés longtemps dans les hôpitaux où ce régime est scrupuleusement suivi, est-ce qu'ils en étaient sortis guéris? D'autres étaient obligés depuis longtemps de se priver des alimens que je viens d'indiquer, en étaient-ils mieux portans? D'autres ne suivaient depuis longtemps aucune espèce de traitement, ils allaient pire. — Cette objection n'est donc nullement fondée; elle n'a de vrai que ceci et j'y insiste: mieux vaut ne rien faire que de suivre un traitement irrationnel ; et cela explique comment des malades atteints d'affections nerveuses commencent à se trouver mieux quand ils ne font plus rien de ce que leur prescrit l'allopathie: mais sont-ils guéris? Non certainement.

Quant à l'hostilité des corps savans, elle n'est pas plus difficile à expliquer ici que celle qu'ils ont montrée contre toutes les découvertes importantes qui sont venues rompre la chaîne des traditions et des idées passées: qui ne sait que les membres de l'Institut ont déclaré que la puissance de la vapeur était une théorie absurde et à jamais irréalisable, que Colomb vit les docteurs de son temps se moquer de ses idées qu'ils

(1) Voir les réflexions qui suivent l'observation de Mme Gallet, p. 24.

traitaient de folies? Mais ce que les gens du monde ne savent pas assez, c'est que l'émétique et le quinquina ont été condamnés et proscrits par la Sorbonne, c'est que Harvey qui découvrit la circulation du sang, Jenner, l'inventeur de la vaccine, furent l'un et l'autre baffoués par les Académies et les Facultés. Les corps savans sont des corps conservateurs; composés d'hommes éminens par leurs connaissances, représentans les plus distingués des doctrines régnantes, ils en voient avec peine surgir de nouvelles; presque toujours c'est malgré leurs efforts que les idées neuves grandissent, et elles sont déjà presque populaires quand ils finissent par accorder leur sanction. Le principe qui dans la méthode homœopathique excite le plus leurs attaques et même leurs moqueries, c'est celui des doses infinitésimales. Cela em conduit à l'examen de la dernière objection.

Indiquons d'abord d'une manière générale le mode de préparation des médicamens homœopathiques; ils sont le résultat, ou bien d'une trituration prolongée pendant une heure, pour chaque dilution de médicament solide, avec une certaine quantité de sucre de lait, ou bien d'un nombre considérable de secousses énergiques, pour chaque dilution de médicament liquide, avec une certaine quantité d'alcool rectifié. Or, de ce mode de préparation résultent deux phénomènes très importans : 1° La division de la matière est portée à un très haut degré, et les molécules se trouvant en liberté, ont une action spéciale, qu'elles ne pouvaient pas manifester lorsque leur attraction réciproque paralysait leurs propriétés; 2° il se développe, sous l'influence du frottement, une force particulière, force ou propriété médicamenteuse, de la même manière que se produisent ainsi les forces électriques, lumineuses, calorifiques; toutes ces forces en effet sont de même nature, elles sont inhérentes aux molécules des corps, mais elles ne se manifestent que lorsque ces molécules sont mises en liberté; et le frottement, la trituration sont les moyens artificiels qui nous servent à cette division de la matière, souvent inerte auparavant; or, ce frottement, cette trituration, c'est la préparation homœopathique; c'est donc elle qui donne à ces médicamens toute leur valeur. Mais, s'il en est ainsi, si les propriétés médicamenteuses, et par conséquent toxiques, sont à ce point développées par le mode préparatoire, on comprend que la dose à administrer doit être beaucoup plus faible qu'elle ne l'eût été auparavant, si l'on ne veut souvent occasionner de graves accidens; et de plus, comme le médicament est homœopathique, c'est-à-dire qu'il produit des effets physiologiques semblables aux symptômes de la maladie qu'il s'agit de combattre, il est nécessaire d'administrer des doses qui ne soient pas susceptibles de causer une aggravation notable. Or, l'on a pu voir, dans quelques-unes de mes observations, que, malgré les petites doses, je n'ai pu éviter une aggravation momentanée ; c'est, du reste, cette aggravation qui, observée par Hahneman au début de sa pratique, alors qu'il administrait les médicamens homœopathiques aux doses de la médecine ordinaire, le fit recourir à des dilutions de plus en plus faibles, jusqu'aux doses infinitésimales. J'attends maintenant l'objection suivante : en admettant que les propriétés des médicamens résultent d'une force particulière développée dans les molécules à la suite d' une trituration prolongée, au moins faut-il que les molécules existent dans la préparation qui est administrée. — D'accord.— Mais la raison se refuse à l'admettre.—L'expérience le démontre. Mayerhofer (1) a trouvé au microscope des molécules de platine dans la dixième dilution, d'or dans la onzième, d'argent dans la douzième, de mercure dans la neuvième, de fer dans la huitième, de cuivre dans la deuxième, d'étain dans la quatorzième; il a démontré également que les parcelles de métal se divisent de plus en plus, et il en indique les proportions par des chiffres. La précision et le grand nombre des expériences de cet auteur ne laissent pas le moindre doute sur l'exactitude de leurs résultats.

Si l'on veut maintenant des preuves tirées de faits physiologiques en faveur de l'efficacité des petites doses, je rappellerai que : 1° Spallanzani, en appliquant avec la pointe d'une aiguille une goutte de 1 cinquantième de ligne d'un mélange de 18 *onces d'eau et de* 3 *grains de sperme* sur des œufs de grenouille, a fécondé ces œufs aussi promptement qu'avec du sperme pur (2); 2° Arnold, renouvelant ces expériences, a pu

---

(1) Hygea, bd. 16, p 17.

(2) Opuscules de Physique animale.

produire la fécondation avec une troisième dilution, c'est-à-dire une liqueur renfermant 1 *millionième* de sperme; 3° le même expérimentateur a produit deux pustules vaccinales bien caractérisées par l'inoculation d'un mélange d'*une partie de vaccin avec cent parties d'eau* (1); 4° M. Bouchardat a lu à l'Académie des sciences, séances des 24 et 31 juillet 1843, les lignes suivantes : « Les préparations arsenicales à la dilution d'un millième empoisonnent les végétaux; les poissons éprouvent de même l'action toxique de ces substances. Aucune plante, aucun animal n'a résisté à l'influence des préparations mercurielles; l'action délétère des sels mercuriels est vraiment prodigieuse par rapport à sa petite dose; *un milligramme d'iodure de mercure, dissous dans vingt litres d'eau*, a suffi pour *tuer, en quelques secondes*, les poissons que l'on a plongés dans cette dissolution; cette proportion de sel mercuriel est tellement faible, *un millionième*, qu'elle échappe aux réactifs chimiques les plus sensibles. Et quelle peut être la quantité que les poissons ont absorbée? Les poissons sont comme foudroyés dans l'eau contenant *un millième* d'essence de moutarde; l'essence d'amandes amères, privée d'acide cyanhydrique, a encore une action plus prononcée. »

Ce n'est pas un homœopathe qui a vu ces faits et qui les a publiés, aussi n'en a-t-il pas tiré une conclusion qui est pourtant bien légitime, celle-ci : *puisque les doses infinitésimales, dans les mains d'un médecin allopathe, ont produit des effets toxiques, elles peuvent bien, dans les mains d'un médecin homœopathe, produire des effets médicamenteux.* Et encore, dans ce rapprochement, nous ne tenons pas compte de l'influence de la préparation homœopathique, préparation qui augmente à un très haut degré la puissance médicamenteuse.

Je termine ici cet exposé de faits et ces réflexions, qui donnent, je le crois, une explication satisfaisante du changement qui s'est opéré dans ma pratique médicale; puis-je espérer aussi d'avoir modifié l'esprit de mes lecteurs dans le sens de mes convictions?

---

(1) Hygea, X. p. 489.

PARIS. Typographie FÉLIX MALTESTE et Cie, rue des Deux-Portes-St-Sauveur, 22.

www.ingramcontent.com/pod-product-compliance
Ingram Content Group UK Ltd.
Pitfield, Milton Keynes, MK11 3LW, UK
UKHW020948220726
13924UKWH00002B/554

9 782019 976385